新型冠状病毒肺炎

健康教育手册

国家卫生健康委员会宣传司　**指导**

中国健康教育中心　**组织编写**

人民卫生出版社

图书在版编目（CIP）数据

新型冠状病毒肺炎健康教育手册 / 中国健康教育中心组织编写 . —北京：人民卫生出版社，2020.2
ISBN 978-7-117-29801-8

Ⅰ.①新… Ⅱ.①中… Ⅲ.①日冕形病毒－病毒病－肺炎－预防（卫生）－手册 Ⅳ.①R563.101-62

中国版本图书馆 CIP 数据核字（2020）第 021167 号

| 人卫智网 | www.ipmph.com | 医学教育、学术、考试、健康，购书智慧智能综合服务平台 |
| 人卫官网 | www.pmph.com | 人卫官方资讯发布平台 |

版权所有，侵权必究！

新型冠状病毒肺炎健康教育手册

组织编写：中国健康教育中心
出版发行：人民卫生出版社（中继线 010-59780011）
地　　址：北京市朝阳区潘家园南里 19 号
邮　　编：100021
E - mail：pmph @ pmph.com
购书热线：010-59787592　010-59787584　010-65264830
印　　刷：人卫印务（北京）有限公司
经　　销：新华书店
开　　本：889×1194　1/32　印张：3
字　　数：78 千字
版　　次：2020 年 2 月第 1 版　2022 年 1 月第 1 版第 4 次印刷
标准书号：ISBN 978-7-117-29801-8
定　　价：12.00 元
打击盗版举报电话：010-59787491　E-mail：WQ @ pmph.com
质量问题联系电话：010-59787234　E-mail：zhiliang @ pmph.com

编写组

组　长　李长宁

副组长　吴　敬　马爱宁　胡洪波

编　委　（按姓氏笔画排序）
　　　　王　丰　卢　永　田向阳　宁　艳　吕书红
　　　　任学锋　严丽萍　李　莉　李长宁　李英华
　　　　李雨波　肖　璨　吴　敬　张　红　陈国永
　　　　黄相刚　靳雪征

专家组

组　长　王陇德　陆　林

成　员　（按姓氏笔画排序）
　　　　冯子健　刘芳丽　李六亿　吴立明
　　　　张流波　陈　峥

前　言

　　近来,我国发生了新型冠状病毒肺炎疫情。党中央、国务院高度重视,习近平总书记多次作出重要指示,强调要把人民群众生命安全和身体健康放在第一位,制定周密方案,组织各方力量开展防控,采取切实有效措施,坚决遏制疫情蔓延。党中央成立了中央应对新型冠状病毒感染的肺炎疫情工作领导小组,加强疫情防控工作。

　　国家卫生健康委员会深入贯彻习近平总书记重要指示精神,认真落实李克强总理重要批示要求和国务院常务会议部署,分析研判疫情形势,部署落实疫情防控各项工作。

　　普及防控知识,提高公众防控意识和能力,是打赢这场疫情阻击战的重要保障之一。为进一步加强疫情防控健康教育,中国健康教育中心组织专家对疫情防控相关政策、信息和知识进行梳理,形成了《新型冠状病毒肺炎健康教育手册》。

　　该手册共分为十五章,涉及相关知识、个人防护、重点人群防护、居家防护和消毒、出行防护、重点场所防护、就医防护相关知识、心理防护及健康生活方式等方面的114个问题,供广大公众和各级专业机构参考使用。

　　本书编写过程中,得到了国家卫生健康委员会宣传司的指导及相关司局、有关单位和专家的大力支持,在此表示感谢。

　　随着对疾病研究的深入和疫情形势的变化,一些信息和措施可能会进一步更新,请各位读者及时关注权威机构发布的相关信息,我们也会适时更新。由于时间较紧,难免有不足之处,请予指正。

中国健康教育中心

2020 年 2 月 5 日

目　录

第一章
新型冠状病毒肺炎
相关知识

1. 什么是新型冠状病毒？ / 2
2. 什么是新型冠状病毒肺炎？ / 2
3. 新型冠状病毒肺炎与流感、普通感冒有什么
   区别？ / 3
4. 新型冠状病毒肺炎可以治愈吗？ / 3
5. 哪些人容易感染新型冠状病毒？ / 4
6. 新型冠状病毒会人传人吗？ / 4
7. 新型冠状病毒的传播途径有哪些？ / 4
8. 什么是飞沫传播？ / 4
9. 什么是接触传播？ / 5
10. 什么是密切接触者？ / 5
11. 密切接触者居家医学观察应注意
    什么？ / 6
12. 为什么要对密切接触者隔离观察
    14 天？ / 7
13. 什么是疑似病例和确诊病例？ / 7
14. 感染新型冠状病毒，一定会出现肺炎症
    状吗？ / 9
15. 传染病共分为几类，新型冠状病毒肺炎
    属于哪一类？ / 9
16. 《中华人民共和国传染病防治法》中，对公
    民在疫情防控中应当承担的责任和义务
    有哪些规定？ / 9

第二章
个人防护知识

17. 如何预防新型冠状病毒肺炎？ / 12
18. 如何正确选择口罩？ / 13

19. 什么情况下,需要更换口罩? / 15

20. 口罩如何保存和清洁? / 15

21. 如何正确佩戴医用外科口罩? / 15

22. 如何正确佩戴防护型口罩? / 16

23. 如何正确佩戴头戴式口罩? / 16

24. 如何正确佩戴耳带式口罩? / 16

25. 为什么戴上口罩后要进行气密性
　　检查? / 17

26. 使用过的口罩,如何处理? / 17

27. 儿童选择和佩戴口罩有哪些注意
　　事项? / 17

28. 孕妇和老年人如何选择口罩? / 17

29. 为什么洗手能够有效预防呼吸道
　　传染病? / 18

30. 怎样保证洗手效果? / 18

31. 洗手的步骤有哪些? / 18

32. 什么时候需要洗手? / 19

33. 外出不方便洗手时,该怎么办? / 19

34. 洗手需要注意哪些事项? / 20

35. 为什么不能捕猎、贩卖、购买、加工、食用
　　野生动物? / 20

第三章
孕产妇防护知识

36. 孕妇是否需要戴口罩? / 22

37. 孕妇是否可以外出? / 22

38. 孕产妇居家应注意什么? / 22

39. 如何做好自我健康监测与管理? / 23

40. 去医院产检时,应注意什么? / 24

41. 外出就医注意事项有哪些? / 24

第四章
儿童防护知识

42. 1 岁以下婴儿不宜戴口罩,该如何
　　防护? / 28

43. 儿童外出必须戴口罩吗? / 28

44. 如何让孩子接受戴口罩? / 29

45. 带孩子外出回来后,需要做什么? / 29

46. 孩子发热,要不要去医院? / 29

47. 打疫苗的时间就要到了,该不该带
孩子去? / 30

48. 儿童患有慢性病,定期复查的时间到了,
是否需要改期? / 30

第五章
老年人防护知识

49. 老年人如何加强个人防护? / 32

50. 老年人如何做好心理调适? / 32

51. 老年人居家有哪些防护措施? / 32

52. 老年人如何健康饮食? / 33

53. 慢性病患者有哪些注意事项? / 33

54. 对入住养老机构的老年人有哪些防护
措施? / 33

55. 社区如何监测老年人的健康? / 33

56. 探访老年人的注意事项有哪些? / 33

57. 老年人出现可疑症状时,应采取哪些
措施? / 34

第六章
家庭消毒

58. 常用的家庭消毒方式有哪些? / 36

59. 如何进行家庭消毒? / 36

60. 家中有居家医学观察人员,该如何进行
家庭消毒? / 36

61. 居家使用化学消毒产品,应注意哪些
事项? / 37

第七章
居家防护知识

62. 从公共场所回家后,如何做好自我
防护? / 40

63. 近期去过疫情高发区,回到居住地后要
注意什么? / 40

64. 居家隔离者的家人,应该如何做好自我
防护? / 41

65. 医学观察解除后,该怎么办? / 41

66. 疾病流行期间,该如何保持健康
生活? / 41

第八章
个人出行防护知识

67. 乘坐公共交通工具有哪些注意
事项?　/　44

68. 乘坐公交车、地铁,该如何做好个人
防护?　/　44

69. 乘坐火车,该如何做好个人防护?　/　44

70. 乘坐飞机,该如何做好个人防护?　/　45

71. 骑自行车出行,该如何做好个人
防护?　/　45

72. 乘坐私家车,该如何做好个人
防护?　/　45

第九章
工作场所防护知识

73. 上下班途中有哪些注意事项?　/　48

74. 进入办公场所前做好哪些准备?　/　48

75. 在办公区域有哪些注意事项?　/　48

76. 召开会议应注意哪些事项?　/　49

77. 乘坐电梯有哪些注意事项?　/　49

78. 员工食堂有哪些注意事项?　/　49

79. 下班回家后有哪些注意事项?　/　50

80. 公务外出有哪些注意事项?　/　50

81. 工作期间身体锻炼有哪些注意
事项?　/　50

82. 如何做好公共区域防护?　/　50

83. 后勤人员有哪些注意事项?　/　51

84. 公务来访有哪些注意事项?　/　51

85. 电话如何消毒?　/　51

第十章
托幼机构防护知识

86. 开园前有哪些防控措施?　/　54

87. 开园后有哪些防控措施?　/　54

88. 如何做好园内场所通风?　/　55

89. 如何做好师生个人防护?　/　55

90. 如何教会幼儿洗手?　/　55

91. 幼儿什么时候需要洗手?　/　55

92. 如何做好园内环境卫生和消毒?　/　55

93. 出现疑似病例后,该怎么办?　/　56

第十一章
学校防护知识

94. 寒假及停课期间有哪些注意
事项？ / 58
95. 返校途中有哪些注意事项？ / 58
96. 学校日常疫情防控有哪些注意
事项？ / 59
97. 学校一旦发现疑似和确诊病例如何
处理？ / 59

第十二章
养老机构防护知识

98. 如何加强出入管理？ / 62
99. 如何维护老年人心理健康？ / 63
100. 如何加强老年人日常健康防护？ / 63
101. 如何加强工作人员管理？ / 64
102. 出现疑似病例，该怎么办？ / 65
103. 预防性消毒注意事项有哪些？ / 66

第十三章
就医相关知识

104. 如果出现发热、乏力、干咳等临床表
现，是否意味着自己被新型冠状病毒
感染了？ / 68
105. 哪些情况下需要就医？ / 68
106. 就诊流程有哪些？ / 68
107. 就诊注意事项有哪些？ / 69

第十四章
心理防护知识

108. 普通公众如何保持心理健康？ / 72
109. 哪些人群需要进行心理危机
干预？ / 72
110. 如何进行心理危机干预？ / 73

第十五章
健康生活方式

111. 如何合理膳食？ / 76
112. 怎样适量运动？ / 76
113. 为何要戒烟限酒？ / 77
114. 什么是心理平衡？ / 77

参考文献 / 79

第一章

新型冠状病毒肺炎相关知识

➤ 1. 什么是新型冠状病毒?

冠状病毒是一种单股正链 RNA 病毒,是自然界广泛存在的一大类病毒,因病毒包膜上有向四周伸出的突起,形如花冠而得名。冠状病毒与人和动物的多种疾病有关,可引起呼吸系统疾病、消化系统疾病和神经系统疾病,如人类的严重急性呼吸综合征(SARS)和中东呼吸综合征(MERS)。

动物冠状病毒包括哺乳动物冠状病毒和禽冠状病毒,可感染蝙蝠等哺乳动物和鸡等禽鸟类,人类接触、加工、食用一些野生动物,有可能导致冠状病毒跨物种传播,引发人类疾病。

此次疫情防控中,从武汉市初发的不明原因肺炎患者下呼吸道分离出的病毒为一种新型冠状病毒,世界卫生组织(WHO)将其命名为新型冠状病毒(2019-nCoV),但新型冠状病毒究竟通过何种动物媒介传染给人,仍有待进一步研究。对冠状病毒理化特性的认识多来自对严重急性呼吸综合征病毒(SARS-Cov)和中东呼吸综合征病毒(MERS-Cov)的研究。病毒对紫外线和热敏感,56℃持续30分钟、乙醚、75%乙醇、含氯消毒剂、过氧乙酸和氯仿等脂溶剂,均可有效灭活病毒。

➤ 2. 什么是新型冠状病毒肺炎?

新型冠状病毒肺炎是指由新型冠状病毒感染引起的肺炎,以发热、乏力、干咳为主要表现,少数患者伴有鼻塞、流涕、咽痛和腹泻等症状。重症患者多在发病一周后出现呼吸困难和/或低氧血症,严重者快速进展为急性呼吸窘迫综合征、脓毒症休克、难以纠正的代谢性酸中毒和出凝血功能障碍。值得注意的是重型、危重型患者病程中可为中低热,甚至无明显发热。轻型患者仅表现为低热、轻微乏力等,无肺炎表现。从目前收治的病例情况看,多数患者预后良好,少数患者病情危重。老年人和有慢性基础疾病者预后较差,儿童病例症状相对较轻。

➤ 3. 新型冠状病毒肺炎与流感、普通感冒有什么区别?

三者的病原体不同,新型冠状病毒肺炎的症状与普通感冒和流感存在一定的差别。普通感冒主要是鼻塞、流涕、打喷嚏等上呼吸道症状,无明显发热、乏力、头痛、关节痛、周身不适、食欲不振等症状,一般上呼吸道症状较重,但全身表现较轻。流感是由流感病毒感染引起的呼吸道传染病,发病急,会出现高热、咽喉痛、头痛、肌肉酸痛、乏力、食欲下降等症状。新型冠状病毒肺炎的主要症状是发热、乏力、干咳,少数患者伴有鼻塞、流涕、咽痛和腹泻等症状,轻症患者仅表现为低热、轻微乏力等,无肺炎表现,诊断还需要结合流行病学史和实验室检测结果。

➤ 4. 新型冠状病毒肺炎可以治愈吗?

已有部分患者治愈出院。疑似及确诊病例应在具备有效隔离条件和防护条件的定点医院隔离治疗,疑似病例应当单人单间隔离治疗,确诊病例可多人收治在同一病室。危重型患者应尽早收入 ICU 治疗。一般治疗包括支持治疗、抗病毒治疗和抗菌药物治疗等。重型、危重型患者在对症治疗的基础上,积极防治并发症,治疗基础疾病,预防继发感染,及时进行器官功能支持。经治疗,体温恢复正常 3 天以上、呼吸道症状明显好转,肺部影像学显示炎症明显吸收,连续两次呼吸道病原核酸检测阴性(采样时间间隔至少 1 天),可解除隔离出院或根据病情转至相应科室治疗其他疾病。

➤ 5. 哪些人容易感染新型冠状病毒?

人群普遍易感。是否会被感染,主要取决于是否与患者或无症状感染者接触。老年人、慢性基础疾病者,感染后可能病情进展更快,严重程度更高,预后较差。根据目前对患者的治疗情况来看,多数患者预后良好,只有少数患者病情危重,甚至死亡。

➤ 6. 新型冠状病毒会人传人吗?

已有确切的证据表明可以人传人。目前所见传染源主要是新型冠状病毒感染的患者。无症状感染者也可能成为传染源。

➤ 7. 新型冠状病毒的传播途径有哪些?

新型冠状病毒的主要传播途径是经呼吸道飞沫传播,亦可通过接触传播,包括:①吸入患者或病毒携带者咳嗽或打喷嚏时喷出的呼吸道飞沫;②眼结膜、鼻黏膜等处沾染患者或病毒携带者的痰液、血液、呕吐物、体液、分泌物等;③手部沾染患者或病毒携带者的痰液、血液、呕吐物、体液、分泌物等,或触摸被这些分泌物污染的物品、器具后,再用手直接接触口、眼、鼻等。气溶胶和消化道等传播途径尚待明确。

➤ 8. 什么是飞沫传播?

飞沫是指直径 >5 微米的含水颗粒,咳嗽、打喷嚏、大声说话,均可从口腔或鼻腔喷出飞沫,距离小于 1 米的人际接触,常可吸入对方喷出的飞沫。医护人员在对患者进行吸痰操作、支气管镜检查或气管插管,给患者翻身、拍背或进行心肺复苏时,也可能吸入患者喷出或咳出的飞沫。患者或病毒携带者喷出的飞沫中,可含新型冠状病毒,人在吸入这些飞沫后,有可能造成感染。

➤ 9. 什么是接触传播?

接触传播包括直接接触传播和间接接触传播两种。直接接触传播是指皮肤或黏膜直接接触患者或致病微生物携带者。间接传播是指皮肤或黏膜接触患者或致病微生物携带者的痰液、血液、呕吐物、体液、分泌物、排泄物等,或接触被这些体液污染的物品、器具等。手常常扮演着间接接触传播的媒介,手在触摸被致病微生物污染的物品或器具后,通过揉眼、挖鼻等,使皮肤和黏膜沾染致病微生物。

➤ 10. 什么是密切接触者?

密切接触者指与疑似病例、临床诊断病例(仅限湖北省)、确诊病例发病后,无症状感染者检测阳性后,有如下接触情形之一,但未采取有效防护措施者:

(1)共同居住、学习、工作,或其他有密切接触的人员,如近距离工作或共用同一教室或同一所房屋中生活。

(2)诊疗、护理、探视病例的医护人员、家属或其他有类似近距离接触的人员,如到密闭环境中探视患者或停留,同病室的其他患者及其陪护人员。

(3)乘坐同一交通工具并有近距离接触人员,包括在交通工具上照料护理人员、同行人员(家人、同事、朋友等),或经调查评估后发现有可能近距离接触病例(疑似病例、确诊病例)和感染者(轻症病例、无症状感染者)的其他乘客和乘务人员。

(4)现场调查人员调查后经评估认为符合其他与密切接触者接触的人员。

➤ 11. 密切接触者居家医学观察应注意什么?

居家医学观察期是 14 天。在家中观察期间需与医学观察工作人员保持联系,并需要了解病情观察和护理要点,掌握正确洗手、通风、防护和消毒方法。

在居家医学观察期间的具体建议如下:

(1)居家医学观察人员可以选择家庭中通风较好的房间隔离,多开窗通风;保持房门随时关闭,在打开与其他家庭成员或室友相通的房门时先开窗通风。避免使用中央空调。

(2)在隔离房间活动可以不戴口罩。不随意离开隔离房间,必须离开隔离房间时,先戴好医用外科口罩,洗手或手消毒后再出门。佩戴口罩前后和处理用后的口罩后,应及时洗手。

(3)尽可能减少与其他家庭成员接触,必须接触时保持 1 米以上距离,尽量处于下风向。其他家庭成员进入密切接触者居住空间时,应佩戴口罩,离开房间后,需清洁双手。

(4)咳嗽打喷嚏时,用纸巾遮掩口鼻,用过的纸巾及口罩丢入专门的带盖垃圾桶内或垃圾袋中。不随地吐痰。

(5)密切接触者的生活用品要与其他家庭成员分开,如避免共用牙刷、餐具、毛巾、浴巾、床单等,不要共同进餐,避免交叉污染。尽量不要共用卫生间,必须共用时须分时段,用后通风并用医用酒精等消毒剂消毒身体接触的物体表面。

(6)家中公用物品及时清洁消毒。推荐使用含氯消毒剂或过氧乙酸消毒剂对家庭成员经常触碰的物品进行消毒,如床头柜、床架、门把手及其他卧室家具。至少每天清洁、消毒浴室和厕所表面一次。

(7)家庭成员在清洁被密切接触者的分泌物污染的物体表面、衣物或床品时,要戴好一次性手套和保护性衣物(如塑料围裙)。

(8)密切接触者的衣物、床单、浴巾、毛巾等,使用普通洗衣皂和清水清洗,或用洗衣机以 60~90℃水和普通家用洗衣液清洗,然后完全干燥上述物品。将密切接触者使用的床品放入洗衣袋。不要甩动衣物,避免直接接触皮肤和自己的衣服。

(9)保证充足休息和营养。密切接触者以静养为主,食物多样化,保证营养充足。心态要平和,不要着急、害怕。保证睡眠充足,减少上网、长时间看视频等。最好限制在隔离房间进食、饮水。

(10)按居家医学观察通知,每日上午、下午测量体温,自觉发热时随时测量并记录。出现发热、咳嗽、气促等急性呼吸道症状时,及时联系隔离点观察人员。

➤ 12. 为什么要对密切接触者隔离观察 14 天?

传染病的隔离期都是根据该疾病的潜伏期来确定的。潜伏期是指从病原体侵入机体至出现临床症状前的一段时间。新型冠状病毒肺炎潜伏期一般为 3~7 天,最长不超过 14 天,存在传染性。目前对密切接触者采取较为严格的医学观察等预防性公共卫生措施十分必要,这是一种对公众健康安全负责任的态度,也是国际社会通行的做法。参考其他冠状病毒所致疾病潜伏期、此次新型冠状病毒感染病例相关信息和当前防控实际,将密切接触者医学观察期定为 14 天。

➤ 13. 什么是疑似病例和确诊病例?

湖北以外省份:

(1)疑似病例:疑似病例需结合下述流行病学史和临床表现综合分析后认定。

1)流行病学史:①发病前 14 天内有武汉市及周边地区,或其他有病例报告社区的旅行史或居住史;②发病前 14 天内与新型冠状病毒感染者(核酸检测阳性者)有接触史;③发病前14 天内曾接触过来自武汉市及周边地区,或来自有病例报告社区的发热或有呼吸道症状的患者;④聚集性发病。

2)临床表现:①发热和/或呼吸道症状;②具有新型冠状病毒肺炎影像学特征;③发病早期白细胞总数正常或降低,或淋巴细胞计数减少。

有流行病学史中的任何 1 条,且符合临床表现中的任意 2 条者;或无明确流行病学史,符合临床表现中的 3 条者,均被认定为疑似病例。

(2)确诊病例:确诊病例为疑似病例具备以下病原学证据之一者。

1)呼吸道标本或血液标本实时荧光 RT-PCR 检测新型冠状病毒核酸阳性。

2)呼吸道标本或血液标本病毒基因测序,与已知的新型冠状病毒高度同源。

湖北省:

(1)疑似病例:疑似病例需结合下述流行病学史和临床表现综合分析后认定。

1)流行病学史:①发病前 14 天内有武汉市及周边地区,或其他有病例报告社区的旅行史或居住史;②发病前 14 天内与新型冠状病毒感染者(核酸检测阳性者)有接触史;③发病前 14 天内曾接触过来自武汉市及周边地区,或来自有病例报告社区的发热或有呼吸道症状的患者;④聚集性发病。

2)临床表现:①发热和/或呼吸道症状;②发病早期白细胞总数正常或降低,或淋巴细胞计数减少。

有流行病学史中的任何 1 条或无流行病学史,且同时符合临床表现中 2 条者,被认定为疑似病例。

(2)临床诊断病例:临床诊断病例为疑似病例具有肺炎影像学特征者。

(3)确诊病例:确诊病例为临床诊断病例或疑似病例,具备以下病原学证据之一者。

1)呼吸道标本或血液标本实时荧光 RT-PCR 检测新型冠状病毒核酸阳性。

2）呼吸道标本或血液标本病毒基因测序，与已知的新型冠状病毒高度同源。

➤ 14. 感染新型冠状病毒，一定会出现肺炎症状吗?

从目前的情况看，早期的患者以发热、乏力、干咳为主要临床表现，有一部分重症患者可出现呼吸困难，甚至呼吸衰竭，以及原有基础疾病加重。轻症病例中，有一部分患者并没有肺炎表现，只有轻度发热或者偶尔有一些干咳；也存在虽没有症状，但核酸检测是阳性的无症状感染者。

➤ 15. 传染病共分为几类，新型冠状病毒肺炎属于哪一类?

根据《中华人民共和国传染病防治法》，我国传染病分为甲类、乙类和丙类。甲类传染病是指鼠疫、霍乱。乙类传染病包括传染性非典型肺炎、艾滋病、病毒性肝炎等。丙类传染病包括流行性感冒、流行性腮腺炎、风疹等。对乙类传染病中传染性非典型肺炎、炭疽中的肺炭疽和人感染高致病性禽流感，采取甲类传染病的预防、控制措施。

根据目前对新型冠状病毒肺炎的病原学、流行病学、临床特征等特点的认识及对人群健康的危害程度，经国务院批准，国家卫生健康委员会决定将新型冠状病毒肺炎纳入乙类传染病，采取甲类传染病的预防、控制措施。

➤ 16.《中华人民共和国传染病防治法》中，对公民在疫情防控中应当承担的责任和义务有哪些规定?

《中华人民共和国传染病防治法》中规定的公民在疫情防控中应当承担的责任和义务包括:

第一章第 12 条规定：一切单位和个人，必须接受疾病预防控制机构、医疗机构有关传染病的调查、检验、采集样本、隔离治疗等预防、控制措施，如实提供有关情况。

第二章第 16 条规定：传染病病人、病原携带者和疑似传染病病人，在治愈前或者在排除传染病嫌疑前，不得从事法律、行政法规和国务院卫生行政部门规定禁止从事的易使该传染病扩散的工作。

第 27 条规定：对被传染病病原体污染的污水、污物、场所和物品，有关单位和个人必须在疾病预防控制机构的指导下或者按照其提出的卫生要求，进行严格消毒处理；拒绝消毒处理的，由当地卫生行政部门或者疾病预防控制机构进行强制消毒处理。

第三章第 31 条规定：任何单位和个人发现传染病病人或者疑似传染病病人时，应当及时向附近的疾病预防控制机构或者医疗机构报告。

第八章第 77 条规定：任何个人违反相关规定，导致传染病传播、流行，给他人人身、财产造成损害的，应当依法承担民事责任。

第二章

个人防护知识

➤ 17. 如何预防新型冠状病毒肺炎?

新型冠状病毒肺炎是一种新发传染病,根据目前对该疾病的认识,在疾病流行期间,个人应从以下几个方面做好预防工作。

(1)养成良好的个人卫生习惯。讲究个人卫生,咳嗽或打喷嚏时用纸巾掩住口鼻,勤洗手,不用脏手触摸口、眼、鼻,不随地吐痰。

(2)避免聚餐。聚餐人群相互之间都是密切接触者,咳嗽、打喷嚏产生的飞沫,可直接污染到整个聚餐人群,极易造成疾病传播,为了防止新型冠状病毒传播,请不要聚餐。

(3)少去公共场所。公共场所人员多,流动量大,人员组成复杂,一旦有病毒携带者,很容易造成人与人之间的传播,尤其是人员密集、空气流动性差的公共场所,例如商场、餐厅、影院、网吧、KTV、车站、机场、码头、展览馆等。

(4)经常开窗通风。室内环境密闭,容易造成致病微生物滋生繁殖,增加人体感染疾病的风险。勤开窗通风可有效减少室内致病微生物和其他污染物的含量,阳光中的紫外线还有杀菌作用。因此,每天早、中、晚均应开窗通风,每次通风不低于15分钟。

(5)保持居室清洁。居室门把手、遥控器、手机、电话座机、马桶圈、儿童玩具等是家人经常共用的物品,被致病微生物污染后这些物品就成为疾病传播的重要载体和媒介,为了家人健康,应经常用干净的湿毛巾或湿纸巾擦拭清洗,必要时可使用家用消毒剂擦拭。

（6）勤洗手。经手可传播多种疾病,如被致病微生物污染的手接触食物可传播消化道疾病,揉眼睛可传播红眼病、角膜炎等疾病,抠鼻子可传播呼吸道疾病等。外出归来、饭前便后、咳嗽打喷嚏时用手捂口鼻后,都应及时洗手。洗手时,请使用流动水和肥皂或洗手液洗手。

（7）外出佩戴口罩。公众外出前往公共场所、就医(除发热门诊)和乘坐公共交通工具时,应正确戴一次性使用医用口罩(儿童选用性能相当产品)。不随地吐痰,口鼻分泌物用纸巾包好,弃置于有盖垃圾箱内。

（8）养成健康生活方式。合理膳食,不暴饮暴食,食用肉类和蛋类要煮熟、煮透。不吸烟,少喝酒,不酗酒。劳逸结合,不熬夜,生活有规律。适当锻炼,吃动平衡。

（9）做好健康监测。尽可能避免与有呼吸道疾病症状(如发热、咳嗽或打喷嚏等)的人密切接触。自觉发热时要主动测量体温。家中有小孩的,要早晚摸小孩的额头,如有发热要为其测量体温。发现家人有发热、干咳、乏力等疑似症状时,请及时就医。

（10）不接触、猎捕、加工、运输、宰杀、食用野生动物。

➤ 18. 如何正确选择口罩?

在新型冠状病毒肺炎流行期间,建议选择合适的口罩类型,不过度防护。按防疫工作性质和风险等级提出以下指引:

（1）高风险暴露人员

人员类别:在收治新型冠状病毒肺炎患者(确诊病例、疑似病例)的病房、ICU 和留观室工作的所有工作人员,包括临床医师、护士、护工、清洁工、尸体处理人员等;疫区指定医疗机构发热门诊的医生和护士;对确诊病例、疑似病例进行流行病学调查的公共卫生医师。

防护建议:医用防护口罩;在感染患者的急救和从事气管

插管、气管镜检查时加戴护目镜或防护面屏;医用防护口罩短缺时,可选用符合 N95/KN95 及以上标准颗粒物防护口罩替代,也可选用自吸过滤式呼吸器(全面型或半面型)配防颗粒物的滤棉,动力送风过滤式呼吸器的防护效果更佳。

(2)较高风险暴露人员

人员类别:急诊科工作医护人员等;对密切接触人员开展流行病学调查的公共卫生医师;疫情相关的环境和生物样本检测人员。

防护建议:符合 N95/KN95 及以上标准的颗粒物防护口罩。

(3)中等风险暴露人员

人员类别:普通门诊、病房工作医护人员等;人员密集场所的工作人员,包括医院、机场、火车站、地铁、地面公交、飞机、火车、超市、餐厅等相对密闭场所的工作人员;从事与疫情相关的行政管理、警察、保安、快递等从业人员;居家隔离及与其共同生活人员。

防护建议:戴医用外科口罩。

(4)较低风险暴露人员

人员类别:超市、商场、交通工具、电梯等人员密集区的公众;室内办公环境;医疗机构就诊(除发热门诊)的患者;集中学习和活动的托幼机构儿童、在校学生等。

防护建议:戴一次性使用医用口罩(儿童选用性能相当产品)。

(5)低风险暴露人员

人员类别:居家室内活动、散居居民;户外活动者,包括空旷场所 / 场地的儿童、学生;通风良好工作场所工作者。

防护建议:居家、通风良好和人员密度低的场所也可不佩戴口罩。非医用口罩,如棉纱、活性炭和海绵等口罩具有一定防护效果,也有降低咳嗽、喷嚏和说话等产生的飞沫播散的作用,可视情选用。

➤ **19. 什么情况下，需要更换口罩？**

在新型冠状病毒肺炎流行期间，在保障公众健康的前提下，可适当延长口罩使用(使用时间、使用次数)。

(1)医用标准的防护口罩均有使用期限，口罩专人专用，人员间不能交叉使用。高风险人员在结束工作、中途进餐(饮水)、入厕等脱下防护装置后，重新进入需更换。

(2)口罩被患者血液、呼吸道/鼻腔分泌物以及其他体液污染要立即更换。

(3)较高风险人员在接诊高度疑似病例后需更换。

(4)其他风险类别暴露人员佩戴的口罩可反复多次使用。口罩佩戴前按规程洗手，佩戴时避免接触口罩内侧。口罩脏污、变形、损坏、有异味时需及时更换。

➤ **20. 口罩如何保存和清洁？**

(1)如需再次使用的口罩，可悬挂在洁净、干燥通风处，或将其放置在清洁、透气的纸袋中。口罩需单独存放，避免彼此接触，并标识口罩使用人员。

(2)医用标准防护口罩不能清洗，也不可使用消毒剂、加热等方法进行消毒。

(3)自吸过滤式呼吸器(全面型或半面型)和动力送风过滤式呼吸器的清洗参照说明书进行。

(4)棉纱口罩可清洗消毒，其他非医用口罩按说明书处理。

➤ **21. 如何正确佩戴医用外科口罩？**

医用外科口罩的佩戴方法：口罩颜色深的一面向外，有鼻夹的一边向上；上下拉开褶皱，包覆住口鼻及下颌；按捏鼻夹，使之紧贴鼻梁,防止侧漏。

➤ 22. 如何正确佩戴防护型口罩?

防护型口罩的佩戴方法以 KN95(N95)口罩为例:口罩有标识的一面向外,有金属条的一边向上;系紧固定口罩的带子,或把口罩的橡皮筋绕在耳朵上,使口罩紧贴面部。继续使用的,取下口罩后应对折放入专用塑料袋中,并放入干燥剂保持干燥。

➤ 23. 如何正确佩戴头戴式口罩?

(1)单手捧口罩本体,指尖位于鼻夹位置,让两根头带自由悬垂在手背下方;

(2)鼻夹朝上,口罩扣住下巴,将上头带戴在头顶位置,将下头带戴在颈部;

(3)用双手食指从鼻夹中部开始,向两侧一边移动一边向下按压鼻夹,塑造鼻梁形状。

➤ 24. 如何正确佩戴耳带式口罩?

(1)面向口罩无鼻夹的一面,两手各拉住一边耳带,使鼻夹位于口罩上方;

(2)用口罩抵住下巴;

(3)将耳带拉向耳后,调整耳带至感觉舒适;

(4)将双手手指置于鼻夹中部,向两侧一边移动一边向下按压鼻夹,塑造鼻梁形状。单手捏鼻夹,会使鼻夹出现锐角,导致泄漏,降低防护性能。应使用双手按压鼻夹。

➤ **25. 为什么戴上口罩后要进行气密性检查?**

无论是头戴式还是耳带式口罩,每次佩戴后均需要进行气密性检查。双手捂住口罩呼吸,若感觉有气体从鼻夹处泄漏,应重新调整鼻夹,若感觉气体从口罩两侧漏出,需进一步调整头带、耳带位置;如果不能密合,则需要更换口罩型号。

➤ **26. 使用过的口罩,如何处理?**

(1)健康人群使用后的口罩,按照生活垃圾分类的要求处理即可。

(2)疑似病例或确诊病例佩戴的口罩,不可随意丢弃,应视作医疗废弃物,严格按照医疗废弃物有关流程处理。

➤ **27. 儿童选择和佩戴口罩有哪些注意事项?**

(1)儿童在佩戴前,需在家长帮助下,认真阅读并正确理解使用说明,以掌握正确使用呼吸防护用品的方法;

(2)家长应随时关注儿童口罩佩戴情况,如儿童在佩戴口罩过程中感觉不适,应及时调整或停止使用;

(3)因儿童脸型较小,与成人口罩边缘无法充分密合,不建议儿童佩戴具有密合性要求的成人口罩。

➤ **28. 孕妇和老年人如何选择口罩?**

孕妇和老年人佩戴口罩应选择适宜产品,寻求专业指导。

(1)孕妇佩戴防护型口罩,应注意结合自身条件,选择舒适性较好的产品,如配有呼吸阀的防护口罩。

(2)老年人及慢性病患者,身体情况各异,如心肺疾病患者佩戴口罩后可能会造成不适,这部分人群需要向医生咨询,寻求专业指导。

➤ 29. 为什么洗手能够有效预防呼吸道传染病?

洗手是预防传染病最简便有效的措施之一,日常工作、生活中,人的手不断接触到被病毒、细菌污染的物品,如果不能及时正确洗手,手上的病原体可以通过手和口、眼、鼻的黏膜接触进入人体。通过洗手可以简单有效地切断这一途径,保持手的清洁卫生可以有效降低感染新型冠状病毒的风险。

➤ 30. 怎样保证洗手效果?

洗手是减少手部细菌、病毒最直接最有效的办法之一,正确洗手是关键。正确洗手是指使用流动水,肥皂或洗手液洗手,每次洗手应揉搓 20 秒以上,应确保手心、手指、手背、指缝、指甲缝、手腕等处均被清洗干净。不方便洗手时,可以使用含酒精的免洗洗手液进行手部清洁。

➤ 31. 洗手的步骤有哪些?

(1)用流动水将双手淋湿。
(2)取适量肥皂或洗手液均匀涂抹双手。
(3)认真搓洗双手至少 20 秒。
第一步,洗手掌。手心相对,手指并拢相互搓揉。
第二步,洗手背。手心对手背,手指交叉,沿指缝相互搓揉。双手交换进行。
第三步,洗指缝。手心相对,手指交叉,相互搓揉。
第四步,洗指背。一手弯曲呈空拳,把手指关节放在另一手的手心,旋转搓揉。双手交换进行。

第五步,洗拇指。一手握住另一只手的大拇指,旋转搓揉。双手交换进行。

第六步,洗指尖。一手五指指尖并拢,放在另一只手的手心,旋转搓揉。双手交换进行。

第七步,洗手腕。一手握住另一只手的腕部,旋转搓揉。双手交换进行。

(4)用流动水冲洗干净双手。

(5)捧起一些水,冲淋水龙头后,再关闭水龙头(如果是感应式水龙头不用做此步骤)。

(6)用清洁毛巾或纸巾擦干双手,也可用吹干机吹干。

➤ 32. 什么时候需要洗手?

新型冠状病毒流行期间,为了避免经手传播,应注意洗手,洗手频率根据具体情况而定。以下情况应及时洗手:外出归来,戴口罩前及摘口罩后,接触过泪液、鼻涕、痰液和唾液后,咳嗽打喷嚏用手遮挡后,护理患者后,准备食物前,用餐前,上厕所后,接触公共设施或物品后(如扶手、门柄、电梯按钮、钱币、快递等物品),抱孩子、喂孩子食物前,处理婴儿粪便后,接触动物或处理动物粪便后。

➤ 33. 外出不方便洗手时,该怎么办?

可选用有效的含醇速干手消毒剂进行手部清洁,特殊条件下,也可使用含氯或过氧化氢手消毒剂。使用时用量要足够,要让手心、手背、指缝、手腕等处充分湿润,两手相互摩擦足够长的时间,要等消毒液差不多蒸发之后再停止。但是,对公众而言,不建议以免洗的手部消毒液作为常规的手部清洁手段,只是在户外等没有条件用水和肥皂洗手的时候使用。

➤ 34. 洗手需要注意哪些事项?

(1)要用流动的清水洗手。如果没有自来水,可用水盆、水舀、水壶等器具盛水,把水倒出来,形成流动水来冲洗双手。

(2)用肥皂或者洗手液,充分揉搓,保证洗手效果。

(3)每个地方都要洗干净,包括手心、手指、手背、手指缝、指甲缝、手腕,每个角落都不能放过,时长不少于20秒。

(4)肥皂泡要用清水彻底冲干净。

(5)洗手后要用干净的毛巾或者一次性纸巾擦干,也可用吹干机吹干。

➤ 35. 为什么不能捕猎、贩卖、购买、加工、食用野生动物?

野生动物是指所有非经人工饲养而生活于自然环境下的各种动物。

近年来,新发传染病不断出现,威胁着人类健康。很多新发传染病与野生动物有关。许多野生动物带有多种病毒,如果人与之接触,就有可能将病毒传播给人类。如艾滋病、莱姆病、埃博拉病毒、亨德拉病毒、尼巴病毒、猴痘、SARS、MERS以及新型冠状病毒等,都是通过与野生动物的接触传播到人类。

我国早在1988年就颁布了《中华人民共和国野生动物保护法》,禁止出售、购买、利用国家重点保护野生动物及其制品,禁止生产、经营使用国家重点保护野生动物及其制品制作的食品,或者使用没有合法来源证明的非国家重点保护野生动物及其制品制作的食品。为了人类健康,个人不要接触、捕猎、贩卖、购买、加工、食用野生动物。

第三章
孕产妇防护知识

➤ 36. 孕妇是否需要戴口罩?

正确佩戴口罩是减少呼吸道传染病传播的有效方式。担心戴上口罩后影响胎儿的氧气供应,实际上没有医学证据。有些孕妇戴口罩后出现短暂呼吸困难,可能是和不适应、紧张有关。

➤ 37. 孕妇是否可以外出?

疫情流行期间,孕妇应尽量减少外出。如需外出,需做好个人防护。家庭聚餐,亲人来往的接触,会增加感染风险,可以告知亲人朋友特殊时期减少探亲活动。

➤ 38. 孕产妇居家应注意什么?

(1)保持居室空气清新,温度适宜,适时开窗,避免过冷或过热。

(2)孕产妇的毛巾、浴巾、餐具、寝具等生活用品单独使用,避免交叉感染。

(3)注意保持手部卫生。饭前便后,用流动水,肥皂或洗手液洗手,或者使用含酒精的免洗洗手液;不确定手是否清洁时,避免用手接触口、眼、鼻;打喷嚏或咳嗽时,用纸巾遮住口鼻。

(4)尽量避免亲朋好友探视。

(5)产妇要注意个人卫生,喂奶前要洗净双手。

(6)保持营养均衡,清淡饮食,避免过度进食,做好体重控制。生活规律,睡眠充足,多饮水,适当运动,保持良好心态,增强自身抵抗力。

➤ 39. 如何做好自我健康监测与管理?

(1)做好自我健康监测。注意每日测量体温、体重变化,有无呼吸道感染症状,定期监测胎动。

(2)孕早期孕妇,如果 B 超已确认宫内孕,出现轻微腹疼或少量流血,可自行在家休息观察;如果持续少量出血或反复不规则少量流血,应及时到医院就诊。

(3)在疫情高发期间,怀孕 28 周以内的孕妇如无特殊情况可与产科医师协商适当延后产检时间,自行居家监测胎儿宫内情况(胎动)。随着孕周的增加,可能会发生各种各样的危险,特别是怀孕 28 周以后的孕晚期孕产妇,一定要按照医生的建议到医疗机构就诊。必须产检时,应提前预约,做好防护,并尽量缩短就医时间。存在妊娠合并症及并发症的孕产妇,要严格遵医嘱治疗。孕期出现异常情况(头痛、视物不清、心慌气短、血压升高、阴道出血或流液、异常腹痛、胎动异常等)或有分娩征兆时,应及时就医。

(4)孕妇出现鼻塞、咽部不适等轻症时,如果 14 天内没有疫情高发地区旅行史、居住史或新型冠状病毒感染者密切接触史,无发热,可居家观察,充分休息,每日监测体温并自行观察症状轻重变化。

(5)如果孕产妇 14 天内有疫情高发地区旅行史、居住史,或与确诊新型冠状病毒感染的患者有密切接触史,根据要求居家或到指定场所进行医学观察,孕妇观察期间需同时密切关注自身症状及监测胎动。如出现可疑症状(包括发热、咳嗽、咽痛、胸闷、呼吸困难、乏力、恶心呕吐、腹泻、结膜炎、肌肉酸痛等),不要惊慌,立即与社区管理人员或医学观察工作人员联系,准确告知自身健康状况,及时就医。

➤ 40. 去医院产检时,应注意什么?

到医院产检,必须做好孕妇自我防护,尽量缩短在医院的滞留时间。目前大多数医院实行预约制,大部分就诊时间比较明确,所以,建议大家按照预约时间就诊,并遵照医院安排分时段就诊,不要扎堆候诊和待检。候检等待时,尽量选择人少的地方候诊。应提前了解产检内容和流程,做好准备,尽可能减少在医院滞留时间。离开医院后尽快清洗双手。

➤ 41. 外出就医注意事项有哪些?

(1)如非产检就医,应就近到能满足需求的、门诊量较少的医疗机构;优先做必需的、急需的医疗检查;就诊前做好预约和准备,熟悉医院科室布局和产检步骤流程,尽可能减少就诊时间。产检则选择建档医院,注意做好防护。

(2)前往医院的路上和医院内,要注意防寒保暖,避免感冒;孕产妇与陪同家属均应该全程佩戴医用外科口罩或 N95 口罩;可随身携带免洗洗手液或消毒湿巾,保持手卫生;在路上和医院时,人与人之间尽可能保持距离(至少 1 米)。

(3)外出就医应避免乘坐公共交通工具,可选择乘坐出租车或自驾车,必要时打开车窗,便于车内空气流通。

(4)接触医院门把手、门帘、医生白大衣等医院物品后,尽量使用手部消毒液,如果不能及时手部消毒,不要接触口、眼、鼻。

(5)外出回家后应妥善处理口罩,更换衣物,洗手,清洗面部、五官等暴露部位。外出衣物应尽快清洗消毒,外套置于空气流通处。

　　(6)如果孕产妇有发热,建议先去发热门诊进行排查,并听从医生建议,认真如实地完成包括接触史在内的流行病学调查,以助于医生尽快做出诊断,以免延误病情。

第四章
儿童防护知识

➤ 42. 1岁以下婴儿不宜戴口罩,该如何防护?

1岁以下婴儿不宜佩戴口罩,以被动防护为主。看护人需主动戴好口罩,不要亲吻孩子,不要对着孩子咳嗽、打喷嚏、呼气。如要咳嗽或打喷嚏一定要用纸巾将口鼻遮挡住(如果来不及用纸巾,则应用手臂完全挡住口鼻,然后再彻底清洗手臂),并将污染的纸巾立刻扔进封闭式垃圾箱/桶,用流动水认真洗手。婴儿需穿着合适,不要过度捂热或受凉。不要用嘴尝试或咀嚼食物后喂食孩子(包括不要用嘴吹凉食物后给孩子喂食),不要跟孩子共用餐具。孩子的物品、玩具和餐具一定要定期消毒。如果不必要,尽量不带孩子出门,尤其是到公共场所或密闭空间;外出时尽量不乘坐公共交通工具,尽可能远离其他人(保持距离至少1米)。跟孩子玩耍前,要认真洗手。家长外出回家后要更换衣物、洗手后才能抱孩子。家中应定期通风,通风时,可以将孩子转移到另一房间以免受凉感冒。

➤ 43. 儿童外出必须戴口罩吗?

新型冠状病毒流行期间,儿童到医院、密闭空间、人流密集的场所等,以及儿童自身出现发热、流涕、咳嗽、打喷嚏等症状时,都应佩戴口罩。在通风良好、人员密度低的户外场所/场地,可不佩戴口罩。

➤ 44. 如何让孩子接受戴口罩？

很多儿童不太喜欢戴口罩,有的是因为觉得口罩太闷、喘不过气来,有的是觉得口罩带子勒耳朵,有的是因为觉得不舒服,有的甚至是因为害怕或者不好看。如何让孩子乖乖地戴好口罩呢? 首先,家长应购买适合于孩子的儿童专用口罩,一般这些口罩可能会有一些花纹或色彩,孩子更容易接受。对于大一些的孩子,家长可以通过讲故事的方法,告知孩子为什么大家都要戴口罩以及不戴口罩的危害。佩戴时帮孩子调整好口罩的位置,让孩子更舒适、减少抵触心理。而对于小一些的孩子,家长可以通过一些角色扮演、做游戏、讲故事的方式,跟孩子对着镜子一起戴,刚开始不要着急,可以反复多试几次,让孩子减轻对口罩的抗拒感和陌生感。如果孩子实在无法戴口罩,就只能尽量待在家中,减少出门,做好手卫生。家长做好个人防护和居家清洁消毒通风,间接保护孩子。

➤ 45. 带孩子外出回来后,需要做什么?

应减少外出,尤其是不要去密闭空间和人流较密集的地方。如必须外出,必要时给孩子戴好口罩,注意与其他人保持 1 米以上的距离;养成良好的卫生习惯,不要到处摸,不要用不洁净的手触摸或揉搓口、眼、鼻等部位。外出回家脱去外衣并换鞋后,第一件事就是认真洗手。在家中,普通肥皂或洗手液都可以,一定要用流动的清水冲洗,并且按照规范步骤洗手,仔细揉搓手上的每个部位。洗手完成后可以清洗面部,如果孩子配合,可以清洗鼻腔和漱口。

➤ 46. 孩子发热,要不要去医院?

疫情流行期间,若儿童出现咳嗽、发热等症状,但确定无外出、没有接触过患者或感染者,可先监测儿童体温,居家治疗普通的呼吸道感染。如果体温持续不降,或咳嗽加重、出现呼吸困难、精神状态不佳等,建议就近到开设儿科门诊的医院,遵医嘱进行检查和治疗。

➤ 47. 打疫苗的时间就要到了,该不该带孩子去?

如无特殊情况,婴幼儿应该按期接种疫苗。但在某些情况下,譬如孩子生病、出远门时可能会出现不能按时接种疫苗情况。原则上疫苗接种推迟是不会影响其免疫效果的,在可能的情况下尽早补种即可。但是有些疫苗即使是在新型冠状病毒感染流行期间,也不能延迟接种,譬如狂犬病疫苗,首剂必须在被咬伤当天进行注射。建议密切关注儿童预防接种门诊动态。

➤ 48. 儿童患有慢性病,定期复查的时间到了,是否需要改期?

在当前新型冠状病毒感染流行期间,慢性病患儿复查是否可以改期一定要遵循主治医师对患儿病情的评估,切不可擅自做主。如果医生可以通过线上形式和家长沟通,做好患儿疾病的监测、疗效的判定并保持治疗的延续性和有效性,可以减少到医院就诊的次数。但如果病情不允许,或出现变化甚至恶化,则应及时就诊。就诊时,患儿和家长均应做好防护,尤其是应全程戴好口罩,不到处乱摸,不洁净的手不触碰口、眼、鼻等。如果可以的话,也可就近进行一些必要项目的检查,然后将检查结果通过线上途径发给主治医生,以指导接下来的治疗。

第五章

老年人防护知识

➤ 49. 老年人如何加强个人防护?

老年人要学习掌握预防新型冠状病毒肺炎的个人防护措施、手卫生要求和健康习惯,勤洗手,避免共用个人物品,注意通风,落实消毒措施。

➤ 50. 老年人如何做好心理调适?

面对疫情,老年人可能会感到紧张、不安、困惑、害怕或暴躁都是正常的,这时可以多与家人和朋友聊一聊会有帮助,保持正常的饮食、睡眠、锻炼对于保持好心态、增强自身免疫力非常重要,打麻将、打牌、喝酒、熬夜要节制,不要用抽烟、喝酒来缓解自己的情绪,关注国家权威机构发布的新型冠状病毒肺炎信息,不传谣不信谣。

➤ 51. 老年人居家有哪些防护措施?

对于居家老年人,要加强疫情防控知识的宣传,指导老年人及其家人科学认识和预防疾病,增强防控意识,提高防护能力。尽量减少老年人外出,如果确需外出,务必做好个人防护。

老年人的体质较弱,特别是高血压、糖尿病、冠心病、慢性阻塞性肺病等基础性疾病患者抵抗力低,在冬季容易受凉感冒生病,所以,老年人一定要注意保暖,身体健康才能更好地抵抗新型冠状病毒。

➤ **52. 老年人如何健康饮食?**

　　老年人体内营养容易缺失,所以一定要饮食多样化,保持营养均衡,增强抵抗力从而预防新型冠状病毒感染。同时要避免食物油腻、过甜、过咸,要多吃粗纤维食物和多饮水。

➤ **53. 慢性病患者有哪些注意事项?**

　　特殊时期,患有慢性病的老年人要做到坚持按医嘱规律服药,做好日常健康监测。

➤ **54. 对入住养老机构的老年人有哪些防护措施?**

　　减少探视,防止感染,并在疾控机构指导下,做好发热老年患者的筛查、发现、登记、相关信息报告和处理工作。停止举办聚集性活动,实施严格消毒,保持环境卫生,做好垃圾、污水处理,及时采购发放日常防护用品,做好心理调适。一旦出现新型冠状病毒肺炎疑似病例,立即转诊到定点医院。

➤ **55. 社区如何监测老年人的健康?**

　　做好老年人健康档案的管理,每日开展晨检和健康登记。要全面掌握辖区内独居、空巢、留守、失能及患有多种慢性疾病的老年人信息,关注老年人健康状况,做好健康管理。

➤ **56. 探访老年人的注意事项有哪些?**

　　严格管理,减少探视。建立探访人员登记制度,如探访人员有新型冠状病毒感染的可疑症状,应拒绝其探访。所有外来探访人员应佩戴口罩。

➤ 57. 老年人出现可疑症状时,应采取哪些措施?

老年人出现发热、咳嗽、咽痛、胸闷、呼吸困难、乏力、恶心、呕吐、腹泻、结膜炎、肌肉酸痛等可疑症状时,应采取以下措施:

(1)避免与其他人员近距离接触。

(2)由医护人员对其健康状况进行评估,视病情状况送至医疗机构就诊,送医途中应佩戴医用外科口罩,尽量避免乘坐公共交通工具。

(3)曾与可疑症状者有密切接触者,应立即登记,并进行医学观察。

(4)杜绝聚会、聚餐等群体性活动,不安排集中用餐。

(5)若出现可疑症状的老年人被确诊为新型冠状病毒肺炎,其密切接触者应接受 14 天医学观察。患者离开后,应及时对其住所进行终末消毒。具体消毒方式由当地疾控机构的专业人员或具有资质的第三方操作或指导。

第六章

家庭消毒

➤ 58. 常用的家庭消毒方式有哪些?

新型冠状病毒对热敏感,56℃ 30 分钟、乙醚、75% 乙醇、含氯消毒剂、过氧乙酸和氯仿等脂溶剂均可有效灭活病毒。

消毒是切断传染病传播途径重要措施之一。家庭用可选择含氯消毒剂(如"84"消毒液)、含醇消毒剂(如 75% 的乙醇)。含氯消毒剂有一定腐蚀性,达到消毒时间后,需要用清水擦拭。

➤ 59. 如何进行家庭消毒?

(1)家居表面保持清洁。门把手、电话机、手机、电视遥控器、桌面、地面等经常接触的表面,每天清洁,必要时(如家中有身体状况不明客人来访等)可以用医用酒精或含氯消毒剂等擦拭消毒(按产品说明书使用),也可直接使用消毒湿巾。

(2)口鼻分泌物处理。家人咳嗽、打喷嚏时要用纸巾掩住口鼻,用过的纸巾等垃圾要放入垃圾袋,并及时处理,其他家庭成员避免接触。

(3)外出衣物经常换洗,必要时可以煮沸消毒,或使用含氯消毒剂等浸泡消毒(按产品说明书使用)。

➤ 60. 家中有居家医学观察人员,该如何进行家庭消毒?

(1)推荐使用含氯消毒剂或过氧化氢消毒剂,及时清洁、消毒家庭成员经常触碰的物品。如,台面、门把手、电话机、开关、热水壶、洗手盆、坐便器等日常可能接触使用的物品表面,用含有效氯 250~500mg/L 消毒液擦拭,消毒作用时间不少于 30 分钟,再用清水抹布擦拭去残留,每天至少一次。用 250~500mg/L 的含氯消毒液进行湿式拖地,至少每天清洁消毒浴室和厕所表面一次。

(2)对于密切接触者衣物、床单、浴巾、毛巾等,先使用"84"消毒剂等浸泡消毒(按产品说明书使用),再使用普通洗衣皂和清水清洗,或者用洗衣机以 60~90℃和普通家用洗衣液清洗,然后完全干燥上述物品。将密切接触者使用的床品放入洗衣袋。不要甩动衣物,避免直接接触皮肤和自己的衣服。

(3)垃圾处理:建议设置套有塑料袋并加盖的专用垃圾桶。用过的纸巾、口罩等放置到专用垃圾桶,每天清理,清理前用 500~1 000mg/L 含氯消毒液喷洒或浇洒垃圾至完全湿润,然后扎紧塑料袋口。

(4)注意:在清洁和处置台面、清洗衣物以及处理分泌物时,需要佩戴橡胶手套。摘掉手套后,用流动的清水和肥皂或洗手液洗手。

(5)当居家观察人员被诊断为疑似病例后,要在专业机构的指导下进行相关消毒工作。

➤ 61. 居家使用化学消毒产品,应注意哪些事项?

(1)75% 乙醇消毒液。直接使用,擦拭或浸泡小件物品,擦拭物体表面、皮肤和手等。要注意远离火源。

(2)含氯消毒剂。建议根据产品标签说明书进行使用,常用的居家消毒浓度为 250~500mg/L。可用于白色棉织物、耐腐蚀物品及物体表面的擦拭消毒,或者小件物品的浸泡消毒,如浸泡餐饮具,30 分钟。

(3)免洗手消毒剂。在手部没有可见污染时,可直接涂抹、

揉搓使用,如果手部有污染时,可在洗净双手后使用,取适量手
消毒剂(一般挤压或者按压手消毒剂瓶一次,挤出的手消毒剂不
少于 1ml),进行充分揉搓,1 分钟后即可达到消毒作用。

(4)化学消毒剂使用时应注意化学消毒剂的漂白性、腐蚀
性等。做好个人防护,如戴橡胶手套等防渗透手套。化学消毒
剂要妥善保存,密闭瓶盖,放置在阴凉通风及儿童不易接触的
位置。

第七章

居家防护知识

➤ 62. 从公共场所回家后,如何做好自我防护?

(1)尽量减少到人员密集的公共场所活动,如必须去,须做好个人防护,正确戴一次性使用医用口罩。

(2)咳嗽打喷嚏时,用纸巾将口鼻完全遮住;将用过的纸巾扔进封闭式垃圾箱内;如果咳嗽打喷嚏时用手遮掩,需用流动水和肥皂洗手,或用含酒精免洗消毒液擦洗双手。

(3)手在接触公共物品或公共设施之后,避免直接接触口、眼、鼻。

(4)外出回家后要正确洗手,确保手部卫生,避免经手传染。

➤ 63. 近期去过疫情高发区,回到居住地后要注意什么?

如果近期去过疫情高发区,按照目前的要求,回到居住地后要在2周内注意加强自身防护,关注自身及周围人的身体状况,并尽量避免前往公共场所与人群密集处。

如果接到疾控部门通知,需要接受居家医学观察,不要恐慌,不要随便外出,按照要求做好自我身体状况观察,定期接受社区医生的随访。

如果出现发热(腋下体温≥37.3℃)、咳嗽、气促等急性呼吸道感染早期临床症状,应正确佩戴医用外科口罩或N95口罩及时到当地指定医疗机构进行排查、诊治。

➤ 64. 居家隔离者的家人,应该如何做好自我防护?

(1)最好固定一个身体健康状况良好的家庭成员来照看被观察者。

(2)不与被观察者共用任何可能导致间接接触感染的物品,如生活用品、餐具等,避免间接传染。

(3)与被观察者接触,或进入被观察者房间,都应佩戴医用外科口罩。口罩要按时更换。如果口罩变湿或变脏,应立即更换,并用流动水和肥皂或洗手液洗手。

(4)不要直接接触被观察者的分泌物,特别是痰液和粪便。使用一次性手套处理被观察者的尿便和其他废物,摘掉手套后也需要洗手。

(5)做好室内消毒,用消毒剂清洁餐桌、床头桌、卧室家具等台面,床单、被罩、衣物应用 60~90℃的水浸泡清洗并彻底烘干。

(6)观察自身健康状况,出现发热、干咳、乏力等症状,特别是伴有呼吸困难时,应及时就诊。

➤ 65. 医学观察解除后,该怎么办?

经过 14 天医学观察后,未出现任何可疑症状,即可解除隔离,恢复正常的工作、学习和生活。解除观察后,要和其他普通人一样,做好个人日常防护。

➤ 66. 疾病流行期间,该如何保持健康生活?

新型冠状病毒流行期间,要尽可能减少外出,坚持健康生活方式。养成良好的个人卫生习惯,咳嗽或打喷嚏时用纸巾掩住口鼻,不用脏手触摸口、眼、鼻,不随地吐痰。每天早、中、晚均应开窗通风,每次通风不少于 15 分钟。保持居室清洁。外出佩戴口罩,外出归来、饭前便后、咳嗽打喷嚏时用手捂口鼻后,都应及时洗手。

养成健康生活方式。合理膳食,食物多样化,保证营养充足。食用肉类和蛋类要煮熟、煮透。不吸烟,少喝酒,不酗酒。劳逸结合,生活有规律。做一些适合室内的身体活动,比如瑜伽、太极拳、八段锦、平板支撑等;有条件的,还可借助体育器材锻炼身体,如举哑铃,拉弹力带等。做好健康监测,尽可能避免与有呼吸道疾病症状(如发热、咳嗽或打喷嚏等)的人密切接触。自觉发热时要主动测量体温。出现发热、干咳、乏力等疑似症状时,请及时就医。

通过国家权威信息平台,获取疫情信息,充分认知疾病,做到心里有数,不信谣,不传谣,不恐慌。但不要总是盯着疫情信息,会加重负面情绪累积,无谓地增加焦虑和担心。可以做做家务、听听音乐、看看书、和家人说说心里话、通过电话/网络视频和朋友聊聊天、做一些自己感兴趣的事等,这些都是放松愉悦心情的好方法。

第八章

个人出行防护知识

➤ 67. 乘坐公共交通工具有哪些注意事项?

出行前,若无可疑症状,如发热、咳嗽、咽痛、胸闷、呼吸困难、乏力、恶心呕吐、腹泻等症状,可正常出行。如出现可疑症状,建议居家休息和就地就医。

保持良好卫生习惯。全程佩戴口罩,可戴一次性使用医用口罩。保持手卫生,乘车时推荐戴手套。在车站、机场、码头等要主动配合体温检测,尽量减少在车站滞留时间。

旅途中发现可疑症状人员要远离并及时报告。如旅途中出现可疑症状,要尽量避免接触其他人员,并视病情随时就医。

妥善保留旅行票据信息,以备查询。

➤ 68. 乘坐公交车、地铁,该如何做好个人防护?

乘坐公交车、地铁出行,必须全程正确佩戴口罩,可选择一次性使用医用口罩。座位、扶手、车门、扶杆等公共用品,一旦被病毒污染,可发生传播。手触摸这些地方后,不要直接接触口、眼、鼻,避免接触传播。回家后,要立即洗手,保持手部卫生。

➤ 69. 乘坐火车,该如何做好个人防护?

乘坐火车出行,车厢属于密闭空间,人与人之间注意保持适当距离。必须正确佩戴口罩,可选择一次性使用医用口罩。座位扶手、靠背、厕所门及把手等,均属于公共空间,用手触摸后不要直接接触口、眼、鼻,避免接触传播。回家后,要立即洗手。主动配合工作人员做好体温检测。

➤ 70. 乘坐飞机,该如何做好个人防护?

乘飞机出行,配合机场工作人员做好体温检测。必须正确佩戴口罩,可选择一次性使用医用口罩。用手触摸安全带、座位扶手、靠背、厕所门及把手等后,不要直接接触口、眼、鼻,避免接触传播。回家后,要立即洗手。

➤ 71. 骑自行车出行,该如何做好个人防护?

倡导骑自行车出行,要与其他行人保持适当距离,在疫情高发地区可考虑佩戴口罩,并注意及时洗手,确保手部卫生。

➤ 72. 乘坐私家车,该如何做好个人防护?

在疫情流行期间,乘坐私家车出行,可适当增加开窗通风次数。如果多人乘坐,建议佩戴口罩。保持良好手卫生习惯,避免直接用手触碰口、眼、鼻,到达目的地后及时洗手。定期对门把手、车钥匙、方向盘等手接触频繁的部位使用 75% 乙醇擦拭。

如果乘坐人员中发现疑似或确诊病例,可在专业人员指导下对车内部物体表面和车外门把手等进行消毒。可用 1 000mg/L 的含氯消毒液或 500mg/L 的二氧化氯消毒剂擦拭或喷洒消毒,消毒作用时间不少于 30 分钟,然后常规清洗即可。

第九章
工作场所防护知识

➤ 73. 上下班途中有哪些注意事项?

尽量少乘坐公共交通工具,建议步行、骑行或乘坐私家车上下班。如必须乘坐公共交通工具,要戴一次性使用医用口罩,途中尽量避免用手触摸车上物品,尽量避免用手接触口、眼、鼻,尽量与他人保持一定距离(有条件时至少1米),有条件时路上可打开车窗。打喷嚏或咳嗽时,用纸巾遮住口鼻,若当时没有纸巾可用手肘、衣服遮住口鼻。上班途中建议佩戴手套,一次性使用手套不可重复使用,其他重复使用手套需每天清洗消毒,可采用流通蒸汽或煮沸消毒30分钟,或先用500mg/L的含氯消毒液浸泡30分钟,然后常规清洗即可。

➤ 74. 进入办公场所前做好哪些准备?

进入办公楼前自觉接受体温检测,体温正常可入楼工作,并洗手。规范洗手,用流动水和肥皂或洗手液洗手,不少于20秒。用清水漱口。

平静状态下腋下体温达到37.3℃及以上,可以判断为发热。有发热症状时请勿进入办公场所,并回家观察休息,根据身体情况及时就诊,期间向单位报告有关情况。

➤ 75. 在办公区域有哪些注意事项?

建议办公区域每日通风3次,每次不低于15分钟,通风时注意保暖,在能够保证适宜室温的情况下,可持续通风换气。人与人之间保持 1 米以上距离,多人办公时要戴一次性使用医用口罩。接待外来人员双方佩戴口罩。打喷嚏或咳嗽时用过的纸巾放入有盖的垃圾桶内,若当时没有纸巾可用手肘衣服遮住口鼻。保持勤洗手、多饮水,坚持在进食前、如厕后、打喷嚏咳嗽用手捂后、手脏时规范洗手。办公区环境保持清洁。

➤ 76. 召开会议应注意哪些事项?

疫情流行期间尽量不开会、少开会、开短会,可采用视频会议等形式开会。如必须开会,应保持会议室通风,参会人员要戴一次性使用医用口罩,进入会议室前洗手,开会人员间隔至少 1 米以上。尽量使用自己的水杯,外来人员使用瓶装水或一次性纸杯,共用水杯使用过后应及时消毒,可用消毒柜或沸水煮 15 分钟,消毒后用流动的水冲洗干净。会议结束后场地、家具采用含有效氯 250~500mg/L 的含氯消毒剂进行喷洒或擦拭,也可采用有效的消毒湿巾进行擦拭。

➤ 77. 乘坐电梯有哪些注意事项?

疫情流行期间,尽量避免乘坐电梯。如确需乘坐,要戴一次性使用医用口罩,尽量选择人少的时候乘坐,并与他人保持一定距离,尽量避免用手指直接接触按钮。如手指直接接触电梯按钮后,不要直接触碰口、眼、鼻,并及时洗手。每日及时对电梯间进行消毒。

➤ 78. 员工食堂有哪些注意事项?

采用分餐进食,避免人员密集就餐。餐厅每日消毒至少 1 次,餐桌椅使用后进行消毒,餐具用品须高温消毒。操作间保持清洁干燥,严禁生食和熟食用品混用,肉蛋类煮熟煮透。建议营养配餐,清淡适口。

➤ 79. 下班回家后有哪些注意事项?

下班回家后要及时用肥皂和流动水洗手,要按照规范洗手法洗手,时长不少于 20 秒。用清水漱口。对手机和钥匙等下班途中触摸的用品使用 75% 乙醇擦拭消毒。

➤ 80. 公务外出有哪些注意事项?

要戴一次性使用医用口罩出行,避开密集人群。与人接触保持 1 米以上距离。避免在公共场所长时间停留。尽量避免用手接触口、眼、鼻。公务专车内部及门把手建议每日用 75% 乙醇擦拭 1 次。乘坐班车要戴一次性使用医用口罩,建议班车在使用后对车内及门把手用含有效氯 250~500mg/L 的含氯消毒剂进行喷洒或擦拭,也可采用有效的消毒湿巾进行擦拭。

➤ 81. 工作期间身体锻炼有哪些注意事项?

不建议多人集中锻炼。建议个人可适当、适度活动,提高身体抵抗力。可做一些太极拳、八段锦等传统运动和健身操,也可以在座位区域做一些简便易行的运动。

➤ 82. 如何做好公共区域防护?

疫情流行期间,要保持公共区域空气流通、环境清洁,必要时对门厅、楼道、会议室、电梯、楼梯、卫生间等公共区域进行消毒,尽量使用喷雾消毒。受污染时,立即清洁消毒。每个区域使用的保洁用具要分开,避免混用。

➤ 83. 后勤人员有哪些注意事项?

疫情流行期间,单位后勤人员要注意个人防护,有武汉地区或其他有本地病例持续传播地区旅行史、疑似或确诊病例接触史和发热、咳嗽、呼吸不畅等症状者,不得上班,要按照疫情防控要求进行医学观察和就诊。服务人员、安保人员、清洁人员工作时须佩戴口罩,并与人保持至少 1 米的距离。食堂采购人员或供货人员须佩戴口罩和一次性橡胶手套,避免直接手触肉禽类生鲜材料,摘手套后及时洗手消毒。保洁人员工作时须戴一次性橡胶手套,工作结束后洗手消毒。安保人员须佩戴口罩工作,并认真询问和登记外来人员状况,发现异常情况及时报告。

➤ 84. 公务来访有哪些注意事项?

须佩戴口罩。进入办公楼前首先进行体温检测,并主动告知有无武汉市及周边地区,或其他有病例报告社区的旅行史和居住史、疑似或确诊病例接触史和发热、咳嗽、呼吸不畅等症状。无上述情况,且体温不超过 37.3℃,方可进入工作区域。

➤ 85. 电话如何消毒?

建议单人使用的座机电话每日 75% 乙醇擦拭 1 次,多人使用的座机电话可根据使用情况用 75% 乙醇进行擦拭;也可使用消毒湿巾擦拭。

第十章
托幼机构防护知识

➤ 86. 开园前有哪些防控措施？

托幼机构根据当地政府部署延迟开园。未开园期间,托幼机构应当每日了解教职员工及儿童健康情况,实行日报告和零报告制度,每天根据防控要求向主管部门报告具体情况。要根据上级主管部门要求和最新版新型冠状病毒肺炎防控方案对全体教职员工进行制度、知识和技能培训,并做好园区的预防性消毒工作。

新型冠状病毒流行期间,3岁以下婴幼儿早教机构、亲子园等,暂停开展线下培训活动,可利用互联网等信息化手段提供服务。家长尽可能不要带幼儿外出、聚会和参加集体性活动。

➤ 87. 开园后有哪些防控措施？

开园后,教职员工每天入园应检测体温,严格落实儿童体温检测等晨、午、晚检制度和全日观察,发现异常者不得入园。做好因病缺勤及病因登记追踪工作。执行家长接送儿童不入园制度。指导家长培养儿童日常卫生习惯,在疫情完全解除前不带儿童去人员密集场所。加强园内通风、洗手、消毒等防护措施。

教职员工发现发热、咳嗽等呼吸道症状的幼儿时,应立即电话通知其家长领返,并嘱家长尽早带幼儿到医院或社区卫生服务中心就诊治疗。如发现呼吸道传染病病例异常增多,要及时报告当地疾病预防控制机构和教育行政部门。

➤ 88. 如何做好园内场所通风?

开园后,做好园区开窗通风工作。对幼儿教室、音乐室、舞蹈室、阅览室、保育室、宿舍等要做好卫生清洁和消毒,并保持通风良好,早、中、晚各通风 1 次,每次不少于 15 分钟,同时注意保暖。

➤ 89. 如何做好师生个人防护?

新型冠状病毒流行期间,老师要戴一次性使用医用口罩,幼儿要佩戴符合国家标准的儿童口罩。打喷嚏时要主动掩住口鼻。严格落实教职员工和儿童手卫生措施,设置充足的洗手水龙头,配备洗手液或肥皂供师生使用,推行规范洗手法。

➤ 90. 如何教会幼儿洗手?

幼儿教师要把正确洗手作为重要防护技能教授给幼儿,采取示教、演练等方法,让幼儿掌握规范洗手法,并督促幼儿养成勤洗手、讲卫生的良好习惯。用流动水和肥皂或洗手液洗手,具体步骤见本书第 31 条目“31. 洗手的步骤有哪些?”。

➤ 91. 幼儿什么时候需要洗手?

以下情况必须洗手:入园后、吃东西前、上厕所前后、从户外进入室内、玩玩具前后、玩耍后、擤鼻涕后、打喷嚏用手遮掩口鼻后、手弄脏后等。

➤ 92. 如何做好园内环境卫生和消毒?

开园后,保持园区室内外环境卫生整洁,进行日常消毒。加强园内公共场所消毒,要求学生进去一批,清洁一次。当出现疑似或确诊病例时,地面和公共用具可使用含氯消毒剂(有效氯浓度 250~500mg/L)擦拭,作用 30 分钟,再用清水擦净。按照使用说明配制消毒剂。含氯消毒剂有皮肤黏膜刺激性,配制和使用时建议佩戴口罩和手套,勿让儿童触碰。乙醇消毒液使用应远离火源,防止儿童误服。

➤ 93. 出现疑似病例后,该怎么办?

出现发热、乏力、干咳及胸闷等疑似新型冠状病毒感染患儿时,按疫情防控规定做好相关防控措施,做好上报、隔离、消毒等工作。

第十一章
学校防护知识

➤ 94. 寒假及停课期间有哪些注意事项?

学校根据当地政府部署延迟开学。开学前,学校应当每日了解教职员工及学生健康情况,实行日报告和零报告制度,每天根据防控要求向主管部门报告具体情况。开学前要根据上级主管部门要求和最新版新型冠状病毒肺炎防控方案对全体教职员工进行制度、知识和技能培训,并做好学校的预防性消毒工作。

学生应尽量居家,减少走亲访友、聚会聚餐,减少到人员密集的公共场所活动,尤其是空气流动性差的地方,例如公共浴池、温泉、影院、网吧、KTV、商场、车站、机场、码头、展览馆等。

学生在校外期间如出现可疑症状(发热、咳嗽、咽痛、胸闷、呼吸困难、乏力、恶心呕吐、腹泻、结膜炎、肌肉酸痛等),建议主动报告学校或由监护人报告学校,并及时就医。学校在日报告中发现有疑似病例时,应及时将相关信息报送相关部门。

学生如有外地旅行等情况时,归来后按照当地防疫要求,进行居家医学观察。

➤ 95. 返校途中有哪些注意事项?

乘坐公共交通工具时,建议全程戴一次性使用医用口罩,注意与他人保持距离。

随时保持手卫生,减少接触交通工具的公共物品和部位;接触公共物品、咳嗽打喷嚏手捂之后、饭前便后,用洗手液或肥皂流水洗手,或者使用免洗洗手液清洁手;尽量避免用手接触口、眼、鼻;咳嗽、打喷嚏时,用纸巾遮住口鼻,如无纸巾,可用手肘衣服遮挡。

长途旅行可戴手套,一次性手套不要重复使用。

旅途中应留意周围旅客健康状况,避免与可疑症状人员近距离接触。

若旅途中出现可疑症状,要佩戴医用外科口罩或N95口罩,尽量避免接触其他人员,并视病情及时就医。就医时要主动告知旅行史、居住史,以及发病前后接触过什么人,配合医生开展相关调查。

妥善保存旅行票据信息,以配合可能的相关密切接触者调查。

➤ 96. 学校日常疫情防控有哪些注意事项?

开学后,学校实施学生健康日报告制度。每天早、晚两次对师生员工测量体温,对体温异常者,按照相关要求办理。对暂停上学或上班、在家休养的人员,学校要保持与他们的联系。

学校应避免组织大型集体活动。对教室、实验室、图书馆、食堂、学生宿舍、卫生间、礼堂、浴室等公共场所,要加强通风换气,配备洗手液、手消毒剂,引导学生正确洗手。

学生、教职工被解除医学观察或康复后,方可复课或正常上班。

➤ 97. 学校一旦发现疑似和确诊病例如何处理?

学校一旦发现疑似和确诊的新型冠状病毒肺炎病例,要严格按照当地疫情防控工作的要求落实相关防控措施。要加强消毒工作,按相关要求部分班级或全校暂停集中上课,并与学生家长配合,对与患者有密切接触的教师和学生采取隔离观察措施。

第十二章
养老机构防护知识

➤ 98. 如何加强出入管理?

(1)通过公告、电话、短信、微信、邮件等多种方式向老年人家属发布养老机构疫情防控安排和相关服务通知,在养老机构主要出入口张贴防控告示。

(2)减少不必要的人员进出,暂停来访咨询接待业务、不必要的志愿服务和社会实践等活动。

(3)对特殊情况(老年人病重、病危、病故、失能由亲属长期陪伴照顾等)到访家属及其他人员进行登记。访客应当执行体温检测、戴口罩、手消毒等卫生防护措施,安排专门接待室,在指定区域和路线活动,禁止在生活区活动,并遵守相关防控要求。

(4)有条件的养老机构尽量安排工作人员在养老机构内居住;居住在外的工作人员上下班途中尽量不乘坐公共交通工具,避免出入人员密集场所,在居住地出现疑似症状的,应及时就医并报告养老机构。

(5)当地政府疫情响应解除前,从疫情多发地区地返回岗位的工作人员,应当居家隔离满14天无异常后才能返回岗位。

(6)加强门卫值班,安排专人每天对所有出入人员进行实名登记并测量体温,询问并记录旅行史、健康状况等。情况可疑者禁止入内。

(7)劝导老年人尽量不外出;确因特殊情况请假外出的老年人返回时,应当详细填写在外活动情况,并在养老机构内隔离区观察14天无异常后返回生活区。

(8)新入住老年人需在隔离区观察14天无异常后方可入住。

(9)养老机构内应设置隔离观察室,配置相应防护用品(防护服、医用口罩、手套等),配备必要生活和护理服务条件。尽量使用独立空调。

(10)根据防控需要,必须时实施封闭式管理,暂停接待外来人员探视和接收老年人新入住。

(11)暂停家属为老年人送餐,老年人饮食统一由养老机构食堂供应。安排专人接收家属送来的老年人生活必需品,及时消毒外包装(75% 乙醇或含氯消毒剂)后负责转交老年人。

(12)减少以养老机构为地址的快递,快递、送药人员禁止进入。

➤ 99. 如何维护老年人心理健康?

加强老年人心理调节,做好正面宣传教育,为居室内老年人提供电视、广播、阅读等文化娱乐服务,及时转移老年人注意力,缓解焦虑恐惧情绪,引导其保持正常作息、规律生活。对在隔离区观察的老年人要给予重点关怀。

利用电话、网络等现代通讯手段为老年人提供与亲属间的亲情化沟通服务。积极做好和家属的沟通解释工作,缓解家属紧张情绪,争取家属理解和支持。

➤ 100. 如何加强老年人日常健康防护?

(1)每日居室巡查,观察了解老年人健康状况。

(2)每半日老年人居室通风(不宜少于 30 分钟);不宜开窗通风的,应配备机械换气通风设备,必要时采用循环风空气消毒机等进行空气消毒。定期对空调通风系统进行清洗消毒。开窗通风时,应注意避免因室内外温差过大引起感冒。

(3)每日早、晚测量入住老年人和工作人员体温,并做好健康记录。对患有慢性病的老年人,做好血压、血糖等指标监测,规律用药,做好慢性病防控。

(4)每日提醒或协助老年人做好洗漱、沐浴等个人清洁卫生,提供洗手液、抹手纸或干手机,倡导老年人勤洗手。保持老年人口腔、身体、衣物、床单元及居室清洁卫生,经常晾晒老年人被褥衣服;老年人居室地面、窗台、床头柜、床围栏等,每天清水擦拭 1 次,每周擦拭消毒 1~2 次;做好失能、半失能老年人排泄物和呕吐物的消毒清洗工作。

(5)保证老年人充足饮水量与营养摄入。

(6)有条件的养老机构,鼓励老年人开展适宜的户外活动,加强身体锻炼,增强抵抗力。

(7)暂停室内集体活动;有条件的暂停集体用餐,改为送餐至老年人居室。

➤ 101. 如何加强工作人员管理?

(1)开展疫情及相关防控基础知识宣传教育,确保工作人员掌握预防新型冠状病毒肺炎的个人防护、卫生健康习惯、相关传染病法律法规及疫情应急处置要求,避免共用个人物品,积极倡导讲卫生、除陋习,摒弃乱扔、乱吐等不文明行为,坚决阻止各类"谣言"在养老机构内部传播。

(2)工作人员上岗前做好戴口罩等防护准备,必要时使用医用橡胶手套等防护措施;在接触每位老年人前、后,均应当洗手或手消毒,避免交叉传染。

(3)合理调整安排工作人员的作息时间,加强工作人员心理调节。

(4)非一线工作人员要尽量减少到老年人居室及老年人公共区域走动。

(5)工作人员不得前往贩卖活禽或野生动物的市场。

(6)确保养老机构生活用品、耗材、食品、基本药品的保障供应,及时清理超过有效期的各类物品。一次性手套、围裙、口罩、纸巾等作为应急套件,放在醒目处,以便立即可以使用。

(7)规范处理垃圾、污水、污物,消除鼠、蟑螂、蝇等病媒生物孳生环境,做好机构内消毒工作。

(8)确保环境清洁卫生。办公区域、服务场所的桌椅、物体表面、门把手、水龙头、开关按钮、扶手等每天清水擦拭1次,每周擦拭消毒1~2次;厨房、洗衣房、垃圾处理场所(存放点)及后勤保障设施设备和物品每天擦拭消毒不少于2次。

(9)加强浴室消毒,有条件的养老机构暂停老年人集中使用公共浴室。

(10)加强农村敬老院等养老机构自养禽类、牲畜圈舍的每日清洁消毒。

(11)严格执行食品安全管理规定,严把食品采购关,严禁购买活禽野味,彻底煮熟食物,生熟食品分开。

(12)做好餐(饮)具消毒,使用过的餐(饮)具应当煮、蒸30分钟以上。

(13)严格执行食品留样制度,在冷藏条件下存放48小时以上。

➤ 102. 出现疑似病例,该怎么办?

(1)老年人若出现新型冠状病毒肺炎可疑症状(包括发热、咳嗽、咽痛、胸闷、呼吸困难、轻度纳差、乏力等),应立即对该老年人单间隔离,避免与其他人员近距离接触,立即向当地社区卫生机构或疾控机构报告,请求指导,并协助开展相关调查处置工作。曾与可疑症状者有过无有效防护的密切接触者,应立即登记,并进行医学观察。同时,向民政部门报告和通知家属。陪同送医途中,老年人及其陪护人员应始终佩戴口罩,并尽量避免乘坐公共交通工具。

(2)工作人员若出现新型冠状病毒感染的可疑症状,应立即停止工作并到医疗机构就诊排查,立即向当地社区卫生机构或疾控机构报告,请求指导,并协助开展相关调查处置工作。曾与可疑症状者有过无有效防护的密切接触者,应立即登记,并进行医学观察。同时,向民政部门报告。排除新型冠状病毒感染和其他传染性疾病后,方可重新上岗。

(3)如果出现入住老年人或工作人员被确诊感染的情况,养老机构应落实疫情监测报告责任,及时向当地疾控机构和民政部门报告;协助疾控机构对密切接触者(接触的其他老年人及工作人员等)开展排查并实施14天居家或集中医学观察;每日对老年人和工作人员至少进行2次体温测定,随访健康状况,指导其监测自身情况变化,并随时做好记录;协助当地疾控机构做好养老机构终末消毒。

(4)经确诊非新型冠状病毒肺炎及其他传染疾病的老年人,需返回养老机构继续入住的,应在养老机构内隔离区观察14天无异常后入住;参与陪同护送的工作人员也应实施14天居家或隔离区观察。

➤ 103. 预防性消毒注意事项有哪些?

以日常清洁为主,预防性消毒为辅,应避免过度消毒,受污染时随时清洁消毒。消毒方法如下:

(1)表面:可使用含氯消毒剂(有效氯浓度 250~500mg/L)擦拭,作用 30 分钟,再用清水擦净。

(2)地面:可使用含氯消毒剂(有效氯浓度 250~500mg/L)用拖布湿式拖拭,作用 30 分钟,再用清水洗净。含氯消毒剂有皮肤黏膜刺激性,配制和使用时建议佩戴口罩和手套,勿让儿童触碰。乙醇消毒液使用应远离火源。按说明书方法配备消毒剂。

(3)75% 乙醇消毒液可直接使用。

第十三章

就医相关知识

➤ 104. 如果出现发热、乏力、干咳等临床表现,是否意味着自己被新型冠状病毒感染了?

很多呼吸道疾病都会出现发热、乏力、干咳等表现,是否被新型冠状病毒感染,需要医生根据发病前的活动情况、是否接触过疑似或确诊病例、临床症状和实验室检测结果等信息来综合判断。因此,一旦出现疑似新型冠状病毒感染的症状,请不要恐慌,应做好自身防护并及时就医。

➤ 105. 哪些情况下需要就医?

如果同时符合以下 2 种情况,应及时到当地指定医疗机构进行排查、诊治:①发热(腋下体温≥ 37.3℃)、咳嗽、气促等急性呼吸道感染症状;②有武汉市及周边地区,或其他有病例报告社区的旅行史或居住史,或发病前 14 天内曾接触过来自武汉市及周边地区,或其他有病例报告社区的旅行史或居住史的发热伴呼吸道症状的患者,或出现聚集性发病。

➤ 106. 就诊流程有哪些?

患者全程佩戴医用外科口罩或 N95 口罩。医院对发热咳嗽病例的就医流程为:患者前来就诊,首先会到预检分诊处,由护士测量体温。如果有发热、咳嗽,引导至发热门诊就诊,门诊医生会根据患者的信息,在问诊与检查过程中,重点询问患者发病前 2 周的旅行史和居住史,或是否与类似病例接触的情况,结合影像学和实验室检测情况,若患者被确认新型冠状病毒肺炎疑似病例,就会被收治入院隔离治疗。同时采集咽拭子、痰液等标本进行新型冠状病毒检测。如果检测结果为阳性,则确诊。

➤ 107. 就诊注意事项有哪些?

(1)前往医院的路上,患者应该佩戴医用外科口罩或 N95 口罩。

(2)如果可以,避免乘坐公共交通工具前往医院,路上打开车窗。

(3)时刻佩戴口罩和随时保持手卫生。在路上和医院时,尽可能远离其他人(至少 1 米)。

(4)若路途中污染了交通工具,建议使用含氯消毒剂或过氧乙酸消毒剂,对所有被呼吸道分泌物或体液污染的表面进行消毒。

(5)就医时,应如实详细讲述患病情况和就医过程,尤其是应告知医生近期旅行和居住史、肺炎患者或疑似患者的接触史、动物接触史等。

第十四章
心理防护知识

➤ 108. 普通公众如何保持心理健康?

疫情可能导致公众焦虑、紧张等心理应激,为减轻疫情对大众心理的干扰和可能造成的心理伤害,促进社会稳定,需注意心理健康防护。

(1)从权威媒体了解疫情和相关科学防护知识,规律生活,适度锻炼,读书,听音乐等。

(2)在疾病流行期间,出现恐惧、紧张和焦虑等情绪,是自然的,不必过度紧张。

(3)积极心理调适:与他人多交流,相互鼓励,相互心理支持,转移注意力。要以积极的态度工作、生活,注意休息,放松自己,自我安慰激励。可以通过呼吸放松训练、有氧运动、正念打坐、冥想等方式来调适情绪。不要采取否认、回避退缩、过分依赖他人、指责抱怨、转移情绪发脾气、冲动等不良应对方式。减少咖啡摄入,特别不要试图通过烟酒来缓解紧张情绪。

➤ 109. 哪些人群需要进行心理危机干预?

新型冠状病毒肺炎流行期,部分人会出现过度的不安、无助、悲观、紧张、委屈、躲避、侥幸心理、不敢出门、盲目消毒、易怒、恐惧、焦虑、抑郁、失望、抱怨、孤独、失眠、攻击等应激反应。若出现以下症状,则需要及时心理调适或心理危机干预,例如:

(1)总感觉街上遇到的人就是病毒携带者,即使自己全副武装的防护着,也要远远的保持距离,不敢走近,不敢说话,甚至不敢呼吸。

(2)敏感于自己的各种躯体不适,达到疑病状态。身体稍有不适,就会怀疑自己被感染了,惶恐不安。想立即就医,到发热门诊。就诊后,尽管经过详细的躯体和病毒学检查,排除了该病的可能,但始终无法安静下来,要么怀疑检查结果,要么担心在就医过程中又被传染了。

(3)具有强迫特征的人,疫情下会更加惶恐,他们反复洗手,反复消毒,可总感觉还是不能清洗干净。要么不出门,要么戴上双层的口罩、穿上防护服、眼罩,严格按照传染科医生的防护要求来武装自己,然后才能小心翼翼地出门。家人回家后,一定要让家人把外衣全部脱掉扔在门外,甚至丢进垃圾桶。

(4)过度焦虑和恐惧的人,在就医的过程中容易出现冲动行为。处于隔离或者确诊的状态下,过度的焦虑和恐惧对人的身心伤害也是非常明显的。

➤ 110. 如何进行心理危机干预?

(1)对于密切接触者、疑似病例、就诊的发热患者,可以由精神科医生、心理健康工作人员、社区医生、心理热线或线上咨询平台,提供有关疾病和相关服务的信息,教授科学防范技能,鼓励健康生活方式(多锻炼,注意饮食和休息),开展健康宣教,减轻恐惧、压抑等不良情绪。

(2)对于新型冠状病毒肺炎确诊病例、密切接触者和疑似病例的亲属、朋友、同事等,参加疫情应对的后方救援者,受疫情防控措施影响的疫区相关人群、易感人群,可以通过心理援助热线、心理健康工作人员、社会组织、媒体、线上咨询平台,接受健康教育,获取有关疾病防护科学知识,掌握识别不良情绪和自我调适方法,消除恐惧,不歧视患者、疑似病例。

(3)对于一线医务工作者,可通过预防性和灾后集体晤谈,树立一线医务人员的正确认知，让他们接受自身不足，避免自我苛责。保证一线医务人员有充足的睡眠，适度的运动，以消除紧张情绪，释放心理压力。教授科学的放松方法，缓解焦虑情绪，放松身心。

第十五章

健康生活方式

健康的生活方式是指有益于健康的习惯化的行为方式。广义的健康生活方式主要表现为生活有规律,没有不良嗜好,讲究个人卫生、环境卫生、饮食卫生,讲科学、不迷信,平时注意保健、生病及时就医,积极参加健康有益的文体活动和社会活动等。这里所指的健康生活方式主要包括合理膳食、适量运动、戒烟限酒、心理平衡 4 个方面。

➤ 111. 如何合理膳食?

合理膳食是指能提供全面、均衡营养的膳食。在新型冠状病毒肺炎流行期间,建议适当食用鱼、肉、蛋、奶、豆类和坚果等食物,多吃新鲜蔬菜和水果,补充维生素与膳食纤维。适量多饮水,每天不少于 1500 毫升,多喝白开水。食物种类多样,荤素搭配。不要听信偏方和食疗可以预防、治疗新型冠状病毒感染的说法。

➤ 112. 怎样适量运动?

适量运动是指运动方式和运动量适合个人的身体状况。适量运动可增强心肺功能,改善耐力和体能,也可起到调节心理平衡、减轻压力、舒缓焦虑、改善睡眠的作用。运动应适度量力,选择适合自己的运动方式、强度和运动量。健康人可以根据运动时的心率来控制运动强度,最大心率 =220- 年龄,每周至少运动 3 次,累计运动时间在 150 分钟以上。疫情传播期间,不提倡集体大型活动,以个人居家锻炼为主。做一些适合室内的身体活动,比如瑜伽、太极拳、八段锦、平板支撑等;有条件的,还可借助体育器材锻炼身体,如举哑铃、拉弹力带等。

➤ 113. 为何要戒烟限酒?

吸烟能导致多种慢性病,包括多种癌症和心脑血管疾病等。孕妇吸烟易引起自发性流产、胎儿发育迟缓和新生儿低体重。被动吸烟同样会引起多种疾病,对青少年危害更大。戒烟的人,不论吸烟多久,都应该戒烟。吸烟不仅不能预防病毒感染,还会降低身体抵抗力。有的老烟民抽烟时间长,患有慢性气管炎、慢性支气管炎、慢性阻塞性肺疾病等基础疾病,本身抵抗力就差,患病的风险高于不吸烟者。

过量饮酒会导致心源性猝死、慢性酒精中毒、慢性胃炎、酒精性肝硬化和高血压等,并可导致交通事故及暴力事件的增加。建议成年男性一天饮用的酒精量不超过 25 克(相当于高度白酒1 两),女性不超过 15 克(相当于高度白酒 30 克)。喝酒的人不易感染新型冠状病毒肺炎的说法纯属谣言。

➤ 114. 什么是心理平衡?

心理平衡是指一种良好的心理状态,即能够恰当地评价自己,应对日常生活中的压力,有效率地工作和学习,对家庭和社会有所贡献的良好状态。乐观、开朗、豁达的生活态度,将目标定在自己能力所及的范围内,建立良好的人际关系,积极参加社会活动等均有助于个体保持自身的心理平衡状态。面对新型冠状病毒肺炎疫情,放松心情,相信经过努力终将战胜疫情。利用居家时间较多的机会,陪伴家人,做一些平时想做但没时间做的事情,例如读书、练字、运动、画画等,缓解平时工作、学习的压力。

　　关注政府、权威机构发布的信息,保持良好的心态,不恐慌,不信谣、不传谣。保证充足的睡眠,规律作息。条件允许情况下,可以在家办公,做做家务,也可以和朋友家人聊聊天,读读书,听听音乐,多运动,深呼吸,洗个热水澡等,让自己放松和愉悦。对新型冠状病毒肺炎出现恐惧、紧张、焦虑等应激障碍,一般通过心理调适可得到缓解。自我调适不能缓解的,建议到专业机构寻求帮助。

参考文献

1. 中华人民共和国国家卫生健康委员会. 新型冠状病毒感染的肺炎诊疗方案(试行第五版).http://www.nhc.gov.cn/xcs/zhengcwj/202002/3b09b89 4ac9b4204a79db5b8912d4440.shtml

2. 中华人民共和国卫生和计划生育委员会. 中国公民健康素养 - 基本知识与技能释义(2015 年版). 人民卫生出版社,2016

3. 中华人民共和国国家卫生健康委员会.医疗机构内新型冠状病毒感染预防与控制技术指南(第一版). http://www.nhc.gov.cn/yzygj/ s7659/202001/b91fdab7c304431eb082d67847d27e14.shtml

4. 中华人民共和国国家卫生健康委员会 . 关于印发新型冠状病毒感染不同风险人群防护指南和预防新型冠状病毒感染的肺炎口罩使用指南的通知 .http://www.nhc.gov.cn/jkj/s7916/202001/a3a261dabfcf4c3fa365d4e b07ddab34.shtml

5. 国家卫生健康委员会. 关于做好托育机构相关工作的通知 .http://www. nhc.gov.cn/rkjcyjtfzs/gongwen1//202001/dbc6cbbda0aa49f7b3a03d2023f ad356.shtml

6. 中国新闻网.国家卫健委发布新型冠状病毒感染肺炎预防指南.http:// www.chinanews.com/m/gn/2020/01-29/9072583.shtml

7. 中华人民共和国国家卫生健康委员会.新型冠状病毒感染的肺炎疫情紧急心理危机干预指导原则 .http://www.nhc.gov.cn/jkj/s3577/202001/ 6adc08b966594253b2b791be5c3b9467.shtml

8. 中华人民共和国国家卫生健康委员会.公共交通工具消毒操作技术指南 .http://www.nhc.gov.cn/jkj/s3577/202001/2152d180f15540039ccd3c79 d660c230.shtml

9. 中华人民共和国国家卫生健康委员会.新型冠状病毒感染的肺炎疫情社区防控工作方案(试行).http://www.nhc.gov.cn/jkj/s3577/202001/dd1e 502534004a8d88b6a10f329a3369.shtml

10. 中华人民共和国国家卫生健康委员会.关于做好老年人新型冠状病毒感染肺炎疫情防控工作的通知 .http://www.nhc.gov.cn/lljks/tggg/202001/

96e82ba8a14d41b283da990d39771493.shtml

11. 中华人民共和国教育部. 利用网络平台，"停课不停学". http://www.moe.gov.cn/jyb_xwfb/gzdt_gzdt/s5987/202001/t20200129_416993.html

12. 中华人民共和国国防部. 关于新型冠状病毒肺炎，你应该知道的100条科学信息. http://www.mod.gov.cn/topnews/2020-01/31/content_4859297.htm

13. 中华人民共和国民政部. 关于印发《养老机构新型冠状病毒感染的肺炎疫情防控指南（第一版）》的紧急通知 http://mzzt.mca.gov.cn/article/zt_2020yqfkzjz/gzjs/gzbs/202001/20200100023721.shtml

14. 中华人民共和国国家卫生健康委员会. 关于印发不同人群预防新型冠状病毒感染口罩选择与使用技术指引的通知. http://www.nhc.gov.cn/xcs/zhengcwj/202002/485e5bd019924087a5614c4f1db135a2.shtml

更多防治知识图片视频请扫码阅读